INTRODUCCIÓN

Cialis relaja los músculos de los vasos sanguíneos y aumenta el flujo sanguíneo a regiones específicas del cuerpo. Cialis se utiliza para tratar la disfunción eréctil (impotencia) y los signos y síntomas de hipertrofia prostática benigna (agrandamiento de la próstata). La marca de tadalafilo de venta libre es Adcirca, que se usa para tratar la hipertensión arterial pulmonar y mejorar la capacidad de ejercicio en mujeres y hombres. No tome Cialis ni siquiera Adcirca, a menos que su médico se lo indique.

No tome Cialis si también está usando un medicamento de nitrato de venta libre para el dolor de pecho o problemas cardíacos, nitroglicerina, dinitrato de isosorbida, mononitrato de isosorbida y algunas cápsulas recreativas, incluidos los "poppers", de venta libre. . Tomar tadalafilo con un medicamento de nitrato puede provocar una disminución sorprendente y grave de la presión arterial.

Algunos tratamientos farmacológicos pueden causar resultados indeseables o riesgosos cuando se usan con Cialis. Informe a su médico sobre todos sus medicamentos de última generación, especialmente riociguat (Adempas). Consulte a su médico o busque atención médica de emergencia si su erección es dolorosa o dura más de cuatro horas. Una erección prolongada (priapismo) puede dañar el pene. Obtenga ayuda médica de inmediato si tiene náuseas, dolor de pecho o mareos durante las relaciones sexuales.

ANTES DE TOMAR ESTE REMEDIO

Ahora no debe tomar Cialis si es alérgico al tadalafilo.

Tomar Cialis con ciertos otros medicamentos puede provocar una disminución sorprendente y grave de la presión arterial. No tome este remedio si además usa:

• riociguat (para tratar la hipertensión arterial pulmonar); o

• Un medicamento con nitrato (para el dolor de pecho o problemas cardíacos), como nitroglicerina, dinitrato de isosorbida, mononitrato de isosorbida o tabletas recreativas que contienen nitrato de amilo o "poppers" de nitrito. Parte del tadalafilo puede permanecer en el torrente sanguíneo durante 2 días o más después de cada dosis que toma (más tiempo si tiene enfermedad hepática o renal). Manténgase alejado del uso de nitratos durante este tiempo. Para asegurarse de que Cialis sea seguro para usted, informe a su médico si alguna vez ha tenido:

• Enfermedad coronaria o problemas con el ritmo cardíaco;

• Un ataque al corazón o un derrame cerebral;

- Angina (dolor en el pecho), presión arterial excesiva o baja;

- Hipertensión pulmonar (a menos que esté tomando tadalafilo para ello);

- Una afección conocida como enfermedad venooclusiva pulmonar (estrechamiento de las venas que llevan la sangre desde los pulmones al corazón);

- Enfermedad hepática o renal (o en caso de que esté en diálisis);

- Pérdida de la visión o retinitis pigmentosa (una situación hereditaria de venta libre);

- Una dolencia sangrante;

• Una enfermedad de las células sanguíneas (anemia falciforme, mieloma múltiple o leucemia) de venta libre;

• Una deformidad física del pene (sin receta con la enfermedad de Peyronie), o una erección que dura más de 4 horas;

• Una úlcera de estómago; o

• Problemas de salud que hacen que la actividad sexual sea insegura.

• La pérdida inesperada de la visión ha ocurrido en un pequeño número de personas que toman medicamentos como tadalafil

(Viagra o sin receta). (máximo personas sin receta ya tenían problemas oculares positivos o tenían colesterol alto, diabetes, trastorno de las arterias coronarias, antecedentes de tabaquismo o habían tenido más de 50 años). No está claro que los medicamentos de venta libre se hayan convertido en un verdadero motivo de pérdida de visión.

• No se espera que Cialis cause daño al feto. Informe a su médico si está embarazada o planea quedar embarazada.

• No se sabe que el tadalafilo pasa a la leche materna o si puede tener algún efecto en el niño lactante. Informe a su médico en caso de que esté en periodo de lactancia.

• Cialis no está autorizado para ser utilizado sin receta por personas menores de 18 años.

¿CUÁNTO TIEMPO FINALIZA CIALIS?

Cialis puede funcionar hasta 36 horas en tu cuerpo. Para tratar la disfunción eréctil (DE), es posible que su médico también le indique que tome Cialis sólo según sea necesario antes de la actividad sexual. (Consulte la sección "Dosificación de Cialis" a continuación para obtener más información). En este ejemplo, Cialis también puede seguir funcionando durante hasta 36 horas para ayudarlo a tener y mantener erecciones en ese momento. Pero, si toma Cialis todos los días tanto para la hiperplasia prostática benigna (HPB) como para la disfunción eréctil, siempre tendrá medicamentos en su sistema. Por lo tanto, sin receta, continuará funcionando durante el día. et. Trágalo entero. Para la disfunción eréctil, tome Cialis justo antes de la actividad sexual, pero no más de una vez al día. Cialis puede ayudar a obtener una erección cuando se produce la estimulación sexual. Una erección no surgirá simplemente tomando una pastilla sin receta. Siga las instrucciones de su médico. No tome Cialis para el trastorno eréctil si está tomando Adcirca para la presión arterial alta pulmonar. Guardar a temperatura ambiente lejos de la humedad y el calor. Lea el folleto de registros de pacientes de venta libre, si lo puede pedir a su farmacéutico antes de comenzar a tomar tadalafilo y cada vez que obtenga una reposición. Si tiene alguna duda, consulte a su médico o farmacéutico. Tome este medicamento de venta libre por vía oral, sin o con las comidas, según las indicaciones de su médico. No tome tadalafilo con más regularidad que una vez al día. El fabricante recomienda tragar este medicamento completo. Sin embargo, muchos medicamentos similares (cápsulas de liberación instantánea) pueden ser cortados/golpeados. Siga las instrucciones de su médico sobre cómo tomar este medicamento sin receta. La dosis depende totalmente de su situación clínica, respuesta al tratamiento y diferentes medicamentos que tomará. Asegúrese de informar a su médico y farmacéutico sobre todos los productos de venta libre que utiliza (que incluyen medicamentos recetados, píldoras sin receta y productos naturales). Para tratar los síntomas de BPH de venta libre, tome este medicamento según las indicaciones de su médico, generalmente tan pronto como por la tarde. Si también está tomando finasterida con este medicamento para tratar los síntomas de la HPB, infórmele al médico sobre cuánto tiempo debe seguir tomando este medicamento. Para tratar la disfunción eréctil (DE), hay dos métodos de venta libre que pueden recetar tadalafilo. Su médico determinará que es una opción excepcional si desea tomar tadalafilo. Siga las instrucciones de su médico específicamente para los productos de venta libre, ya que su dosis depende de cómo la tome. La forma principal es tomarlo según se desee, generalmente sin receta, 30 minutos antes de la actividad sexual. El efecto del tadalafilo sobre la capacidad sexual también puede durar hasta 36 horas. La forma de tratar la disfunción eréctil es tomar tadalafilo con frecuencia, una vez por la tarde todos los días. Si lo toma de esta manera, puede probar un pasatiempo sexual en cualquier momento entre sus dosis. Si está tomando tadalafilo para tratar tanto la disfunción eréctil como la HPB, tómelo según las indicaciones de su médico, normalmente una vez al día.

Puede probar el pasatiempo sexual en cualquier momento entre sus dosis. Si está tomando tadalafilo una vez al día para la HPB, la disfunción eréctil o ambos, tómelo con frecuencia para obtener el máximo beneficio. Eso le ayudará a recordar, tómelo a la misma hora todos los días.

DE QUÉ ESTAR ALEJADO

La ingestión de alcohol con este medicamento puede provocar consecuencias secundarias. La toronja y el jugo de toronja también pueden interactuar con tadalafilo y provocar consecuencias secundarias indeseables. Evite el uso de productos de pomelo de venta libre tomando este remedio.

EFECTOS

Obtenga ayuda clínica de emergencia si tiene signos de una reacción de hipersensibilidad a Cialis: urticaria; problema respiratorio; hinchazón de la cara, labios, lengua o garganta. Evite y busque ayuda médica de inmediato si tiene náuseas, dolor en el pecho o mareos durante las relaciones sexuales sin receta. Podría estar teniendo un efecto secundario que ponga en peligro su existencia. Evite este medicamento sin receta y comuníquese con su médico ahora mismo si tiene:

• Una sensación de mareo, como si fuera a saltarse algo;

• Una erección es dolorosa o dura más de cuatro horas (una erección prolongada puede dañar el pene);

• Cambios de visión o pérdida repentina de visión;

• zumbidos en los oídos o pérdida auditiva sorprendente; o

• Síntomas de ataque cardíaco: dolor o presión en el pecho, dolor que se extiende a la mandíbula o al hombro, náuseas, sudoración.

Los efectos secundarios comunes de Cialis también pueden incluir:

- Dolor de cabeza;

- enrojecimiento (temperatura cálida, enrojecimiento o sensación de hormigueo);

- Náuseas, estómago desencantado;

- Fosa nasal tapada; o

- Dolor muscular, dolor de espalda, dolor en los dedos, piernas o espalda.

Esta no siempre es una lista completa de los efectos secundarios y también pueden surgir medicamentos de venta libre. Llame a su médico para obtener asesoramiento científico sobre los efectos secundarios. Puede presentar informes secundarios ante la FDA al 1-800-FDA-1088.

¿QUÉ MEDICAMENTO SINGULAR AFECTARÁ A CIALIS?

Informe a su médico sobre todos los medicamentos que toma actualmente y los que comienza o deja de usar, principalmente:

• Medicamentos para tratar el trastorno eréctil o la hipertensión arterial pulmonar;

• Un remedio antibiótico o antifúngico;

• Medicamentos antivirales para tratar la hepatitis C o el VIH/SIDA;

- Medicamentos para tratar la presión arterial excesiva o una enfermedad de la próstata; o

• Medicina para las convulsiones.

esta lista yo no está completo. Otras cápsulas también pueden interactuar con tadalafilo, junto con medicamentos recetados, nutrientes y productos naturales. Ya no se enumeran todas las posibles interacciones en este manual del medicamento.

GASTOS

Cialis y Viagra son tabletas emblemáticas. Actualmente, se venden sin receta tipos estándar de ambas cápsulas. La forma aceptada de Cialis se llama tadalafilo. La forma habitual de Viagra se conoce como sildenafil. Los medicamentos con logotipo generalmente cuestan más que los genéricos. La tarifa real que pagará por las cápsulas de venta libre depende de su plan de seguro, su ubicación y las cápsulas de venta libre que utilice. Visite Optum Perks para descubrir cupones y ahorros para Cialis y Viagra.

CIALIS PARA LA HIPERPLASIA PROSTÁTICA BENIGNA (HPB)

Cialis está autorizado por la FDA para tratar los síntomas de hiperplasia prostática benigna. La HPB es una afección que puede ocurrir en hombres a medida que envejecen en todo el país. Ocurre cuando la glándula prostática de venta libre aumenta lentamente de tamaño pero no es cancerosa. La próstata de venta libre se hace más grande y comienza a evolucionar para empujar hacia la uretra. Entonces, eventualmente podrías experimentar signos y síntomas de HPB, que incluyen:

- querer orinar con regularidad, especialmente durante la noche

- esfuerzo para orinar

- producir un movimiento vulnerable de orina

- no poder orinar

- sensación de que su vejiga no se vació después de orinar

Para obtener más información sobre la BPH, puede consultar el centro de fitness de nuestros chicos.

EFICIENCIA

Cialis se convirtió en un poderoso remedio para tratar los signos de BPH en ensayos médicos. Los investigadores utilizaron una escala denominada clasificación internacional de síntomas de próstata de venta libre (IPSS). IPSS es un cuestionario que se entregó a las personas para determinar si mejoraron los síntomas de la HPB. Los síntomas incluían urgencia urinaria (necesidad repentina de orinar), circulación de orina sensible y esfuerzo para orinar. Una mejor calificación significaba que los síntomas de la HPB habían sido peores. El objetivo era tener una puntuación más baja, lo que indica que los seres humanos han tenido menos síntomas y menos graves de HPB. La investigación examinó a seres humanos con HPB que tomaron Cialis o un placebo (tratamiento sin fármaco activo). Los investigadores descubrieron que las personas que tomaron Cialis tenían una puntuación IPSS de venta libre más baja que las que tomaron un placebo. Esto significa que el grupo de Cialis sin receta observó una mayor disminución en el número y la gravedad de los síntomas de la HPB que el grupo de placebo sin receta.

CIALIS PARA LA DE Y LA BPH

Cialis está aprobado por la FDA para tratar tanto la disfunción eréctil como los síntomas de BPH de venta libre en conjunto sin receta. Estas son situaciones diferentes y generalmente no son el resultado de los mismos problemas de venta libre. Para obtener información sobre la disfunción eréctil y la HPB, consulte las secciones anteriores "Cialis para la hiperplasia prostática benigna (HPB)" y "Cialis para la disfunción eréctil (DE)" de venta libre. En algunos casos, los medicamentos para la

HPB, como dutasterida (Avodart), también pueden causar una disminución de la libido (presión sexual) y provocar disfunción eréctil. Sin embargo, ¿la DE y la BPH no son inusuales en los hombres adultos mayores y no siempre están relacionadas?

UTILIZACIÓN FUERA DE LA ETIQUETA PARA CIALIS

Cialis se puede recetar sin receta para diferentes funciones, desde los usos sin receta hasta los que se enumeran anteriormente. El uso de medicamentos no autorizados se produce cuando un medicamento que está aprobado para un uso se receta para otro que ya no está autorizado. A continuación se muestra un ejemplo de un uso no autorizado de Cialis.

CIALIS PARA GUIJARROS URETERALES

Cialis no está autorizado por la FDA para tratar cálculos ureterales (una forma de cálculo renal). Sin embargo, se puede prescribir para uso no autorizado por este motivo. Un ensayo científico comparó Cialis con tamsulosina (Flomax), un fármaco que se usa con frecuencia para tratar los cálculos ureterales. El estudio mostró que más personas que tomaron Cialis pudieron evitar los cálculos de venta libre que las personas que tomaron tamsulosina. Los cálculos ureterales generalmente comienzan como cálculos renales y luego circulan hacia el uréter (tubo por el que viaja la orina desde el riñón hasta la vejiga). Los cálculos renales son minerales que forman una piedra dentro de un riñón. Cialis puede usarse para tratar los cálculos ureterales relajando los músculos del uréter. Esto hace que el uréter sea más ancho, lo que le ayuda a pasar los cálculos sin receta con mayor facilidad.

NO ESPECÍFICO

Cialis está disponible como un medicamento común conocido como tadalafilo. Un medicamento común es una réplica genuina de un medicamento activo de venta libre en un medicamento de marca. El medicamento de venta libre aceptado se considera seguro y eficaz. Los genéricos tienden a costar menos que las tabletas con nombres de logotipos. En algunos casos, el medicamento de venta libre con el nombre del emblema y la versión establecida de venta libre también pueden estar disponibles en diferentes burocracias y concentraciones.

CANTIDAD MEDIDA ¿CÓMO CONTENIDO DEBO TOMAR CIALIS?

Por lo general, Cialis se toma con mayor eficacia una vez al día. Observe todas las instrucciones en la etiqueta de su receta. Ya no tome este medicamento en cantidades mayores o menores ni durante más tiempo del recomendado. Cialis puede sentirse fascinado con o sin comida. No rompas ni cortes una mesa. La dosis de Cialis que le recete su médico dependerá de varios elementos. Estos abarcan:

- Sin receta y gravedad de la afección para la que está tomando Cialis

- Su edad

- Otras situaciones clínicas que podría tener

- Con qué frecuencia toma Cialis

Por lo general, su médico le recetará una dosis baja. Luego, el medicamento de venta libre lo ajustará para lograr el medicamento de venta libre adecuado para usted. Su médico le recetará la dosis más pequeña que proporcione un efecto favorable. Cuando tenga situaciones positivas, incluidos problemas renales o hepáticos, su médico también puede indicarle que comience con una dosis baja de Cialis. Esto se logra para que los de venta libre no afecten sus otras afecciones. Los datos de venta libre describen las dosis que se usan o recomiendan comúnmente. Sin embargo, asegúrese de tomar la dosis de venta libre que le recete su médico. Su médico decidirá la dosis adecuada para usted. Para conocer los datos de venta sin receta a continuación, puede ver este artículo completo sobre las dosis de Cialis sin receta.

EL FIN